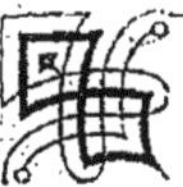
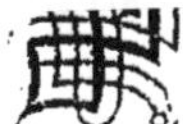

SIMPLE AVIS

SUR QUELQUES

PRÉJUGÉS ET ABUS

EN ORTHOPÉDIE,

PAR

A. TAVERNIER, D. M. P.

DIRECTEUR DE L'ÉTABLISSEMENT ORTHOPÉDIQUE DE PASSY.

PARIS

Chez LABBÉ, libraire-éditeur, 2, rue Paul-Dubois.

1855.

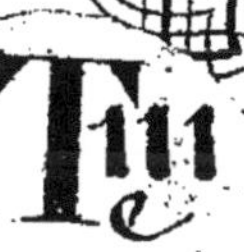
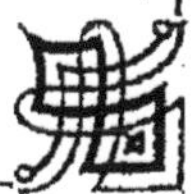

SIMPLE AVIS

SUR QUELQUES

PRÉJUGÉS ET ABUS

EN

ORTHOPÉDIE.

OUVRAGES DU MEME AUTEUR

MANUEL DE CLINIQUE CHIRURGICALE *à l'usage des étudiants et des praticiens,* contenant : la manière d'observer en chirurgie, un exposé des signes diagnostiques des maladies chirurgicales, et un sommaire des indications curatives,

Par A. Tavernier, docteur en médecine de la Faculté de Paris, ancien chirurgien au 3e régiment d'artillerie de marine, ex-secrétaire général de l'Athénée de médecine de Paris, membre correspondant de la Société impériale et royale de Médecine de Vienne et de la Faculté centrale de la Colombie, directeur de l'Institut Orthopédique spécial de Passy. *Deuxième édition revue et corrigée.* Paris, chez Labbé, libraire, Place de l'École-de-Médecine.

MANUEL DE THÉRAPEUTIQUE CHIRURGICALE OU PRÉCIS DE MÉDECINE OPÉRATOIRE, contenant : le traitement des maladies chirurgicales, la description des procédés opératoires, des bandages et des appareils, et l'anatomie de quelques unes des régions sur lesquelles se pratiquent les principales opérations.

Ouvrage servant de complément au Manuel de clinique chirurgicale. Par le même. 2 vol. grand-18. Paris, 1828.

SUPPLÉMENT AU NOUVEAU DICTIONNAIRE DE MÉDECINE, CHIRURGIE, PHARMACIE, PHYSIQUE, CHIMIE, HISTOIRE NATURELLE, etc., contenant, outre tous les termes nouvellement adoptés en médecine et dans les autres sciences naturelles, un grand nombre d'autres qui ont été omis dans ce dictionnaire, ou qui ont paru comporter plus de développement, avec l'étymologie de chacun d'eux et l'histoire concise des diverses matières qui s'y rapportent. Par le même. Paris, 1832, in-8°. Chez Lelarge, libraire-éditeur, rue de Sorbonne, 12.

QUELQUES CONSIDÉRATIONS SUR L'AMNESIE. Paris, 1825.

MÉMOIRE SUR LA PROPRIÉTÉ PURGATIVE DE L'HUILE DE CROTON-TIGLIUM. Par le même. Paris, 1826. In-8°.

NOTICE SUR LE TRAITEMENT DES DIFFORMITÉS DE LA TAILLE AU MOYEN DE LA CEINTURE A INCLINAISON. Paris, 1844.

SÈVRES. — Imprimerie-librairie de M. CERF.

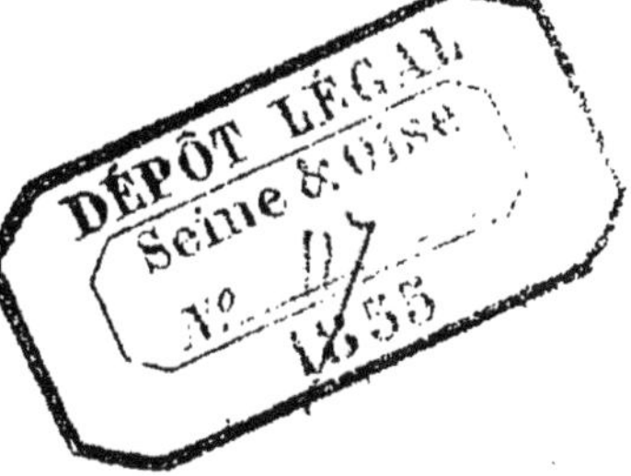

SIMPLE AVIS

SUR QUELQUES

PRÉJUGÉS ET ABUS

EN ORTHOPÉDIE,

PAR

A. TAVERNIER, D. M. P.

DIRECTEUR DE L'ÉTABLISSEMENT ORTHOPÉDIQUE
DE PASSY.

PARIS
Chez LABBÉ, libraire-éditeur, 2, rue Paul-Dubois.

1855.

SOMMAIRE.

Avant-propos. — Découverte utile ; ses succès, ses détracteurs convertis. — L'orthopédie insuffisante. — Haro sur l'orthopédie ! — Ses vicissitudes ; pourquoi ? — Tailles déviées ; leur grand nombre. — Supplice créé par l'amour maternel. — Les filles de 1620, celles de 1855.—Artifices de toilette ; leur inutilité, leurs inconvénients. — Rareté des tailles régulières. — Fâcheuse tendance des déviations de la taille. — La gibbosité et ses conséquences. — Réserve du vrai médecin. — Idées vagues sur la valeur des moyens orthopédiques. — Ce qui arrive quand une déviation commence. — Erreurs sur les causes de la déviation. — Sollicitude maternelle. — Frédéric II et Bordeu. — La dame consultante. — Reproches et punitions perdus. — Pourquoi les enfants se tiennent mal. — Première consultation du médecin. — La gymnastique. — Moyens orthopédiques anciens. — Les appareils portatifs. — La ténotomie. — La *ceinture à levier*; ses avantages, sa description, ses modifications. — Comment se fait le traitement des déviations.—Le traitement qui se fait tout seul. —Le médecin et le bandagiste.— Le *Mn orthopédiste*. — Le *confrère* du médecin. — La corsetière et sa devise.—Les directrices de gymnase.—Les maîtres d'armes, la somnambule. — Les diverses orthopédies. — L'*occasio præceps* perdue. — Le droit et l'abus. — La loi sur l'exercice de la médecine. — Conclusion.

Ceci est un humble opuscule, dans lequel nous nous contenterons de quelques vérités nouvelles peut-être, mais certainement utiles à répandre.

L'auteur de cette brochure n'a pas eu la prétention de faire une œuvre de science ; il a voulu seulement donner un simple avertissement sur quelques erreurs entre mille, qu'il serait bon de déloger de la tête des savants qui ne savent pas, des savants, plus nombreux encore, qui savent mal ; il a voulu signaler quelques-uns de ces préjugés et de ces abus qui atteignent la famille dans ce qu'elle a de plus intéressant et de plus faible, détruisent ses plus chères espérances, en condamnant sans retour des jeunes filles qu'on aurait pu guérir, et tendent ainsi à détériorer la race en l'attaquant dans sa source même.

L'orthopédie, dit-on de toutes parts, a perdu dans l'opinion des savants et des gens du monde. Nous voulons contribuer à a relever de la disgrace imméritée où l'ont entraînée les manœuvres déloyales de certains orthopédistes.

Dire avec conscience où s'arrête son action bienfaisante, où commence son impuissance, tel est l'objet principal d'un livre que nous publierons bientôt et duquel sont extraites les lignes que l'on va lire. Ce livre offrira, nous l'espérons, du moins, quelques bons avis dictés par l'expérience, quelques conseils utiles touchant une affection méconnue presque toujours à son début, et qu'on soumet aux efforts de l'art alors que le moment de la guérison est passé; car, disons-le bien haut, c'est surtout dans la déviation de la taille chez les enfants et les jeunes personnes qu'il faut consulter l'*heure et le moment*. Aujourd'hui telle affection peut facilement se guérir, qui demain résistera aux plus habiles traitements. Cet enfant que j'aurais sauvé, attendez la jeunesse, il est à peine guérissable ; adolescent, attendez qu'il soit adulte, et le voilà condamné pour le reste de ses jours.

Prévenir ou arrêter dans ses progrès un mal d'autant plus redoutable qu'il reste longtemps inaperçu ; rendre à la jeunesse, à la beauté, aux bonheurs de la mère de famille une aimable jeune fille qui, faute de quelques soins et d'un peu d'habileté, va rester toute sa vie un objet contrefait de répulsion et de pitié : véritablement nous ne connaissons pas dans l'art de guérir une œuvre plus digne de sympathie et d'intérêt.

SIMPLE AVIS

SUR QUELQUES

PRÉJUGÉS ET ABUS

EN ORTHOPÉDIE.

I.

Il n'y a pas moins de vingt ans qu'une idée originale en orthopédie, et faite pour occuper vivement l'esprit des médecins les plus sages et mériter la confiance des mères les plus timorées, vint soulever dans le corps médical une tempête dont les derniers échos expirent à peine sous les voûtes solennelles d'une cour souveraine [1]. Née en dehors de la science, et c'est un des priviléges assez ordinaires des inventions les plus utiles à l'humanité, cette idée nouvelle

(1) Arrêt de la Cour de Cassation du 30 mars 1853. Contrefaçon de la *ceinture à levier*.

dans l'art des orthopédistes méritait à plus d'un titre la faveur dont elle fut l'objet, en pleine Académie de Médecine [1], non moins que les honneurs de la persécution, et la cauteleuse convoitise des plagiaires.

Quant à nous, convaincu, dès son apparition, du service que pouvait rendre le nouveau procédé orthopédique à tant de jeunes filles atteintes de déviation de la taille, et soumises jusqu'ici à des traitements au moins illogiques, quand ils n'étaient pas à la fois illogiques et barbares, nous avons voulu, par une étude assidue, par des observations nombreuses et par tout ce que l'expérience peut ajouter aux travaux des praticiens de bonne foi, perfectionner l'œuvre commencée et multiplier ses avantages et ses résultats.

Notre œuvre cependant est-elle complète? notre science a-t-elle touché le but suprême auquel nous tendons tous et toujours? la méthode, en un mot, est-elle parfaite? Non,

(1) Rapport et discussions à l'Académie de Médecine, 1835.

sans doute; mais si nous consultons les résultats obtenus, nous devrons avouer, sans vaine modestie, que le succès nous est venu sans le secours de ces mille moyens plus ou moins autorisés qu'inspire l'ardente passion de l'argent ou de la célébrité gagnée à tout prix; que plus d'une intelligence rebelle a été domptée; que tels compétiteurs, qui jetaient feu et flamme contre la ceinture nouvelle, en sont venus tout simplement à traiter leurs malades comme nous les traitons nous-même; et leurs malades ne s'en sont pas trouvés plus mal.

Si donc la ceinture à levier est restée acquise à la science; si elle est à cette heure la ressource de ses plus furieux antagonistes, il faut bien le reconnaître, elle est arrivée à ce résultat par la force même des choses; par l'autorité de ses succès.

C'est quelque chose, à coup sûr, d'assez rare et assez méritoire dans ce temps de publicité à outrance, de provoquer le reproche du silence qui nous a été si souvent adressé, tantôt par quelque honorable médecin, tantôt par des familles entières que le hasard seul nous avait présentées. Cependant, comme l'excès même dans la réserve est un défaut quand on a quelque chose d'utile à dire, ne fût-ce qu'une de ces grosses vérités qui dorment dans l'esprit des hommes, et qu'il suffit de signaler pour les rendre vulgaires, on nous permettra de rompre aujourd'hui ce silence qui nous doit compter dans l'estime de nos confrères.

II.

Il est malheureusement trop bien démontré aujourd'hui, pour le praticien qui les applique, et surtout pour le patient qui les a subis, que les procédés orthopédiques, abstraction faite du mérite qui leur est propre, ont souvent des résultats insuffisants, et sont quelquefois d'une impuissance désespérante, en dépit même des perfectionnements qu'ils ont obtenus de nos jours.

Il est vrai que grâce à la simplicité des appareils nouveaux, aux améliorations apportées dans les anciens lits à extension, et surtout à la réserve trop bien motivée qui règle, en l'annulant, ou peu s'en faut, l'action de ces dernières machines, l'orthopédie n'a plus sans doute à redouter ces accidents mortels dont le siècle précédent n'est pas seul à compter des exemples ; cependant, il faut reconnaître que de fâcheuses erreurs, que de graves insuccès ont été suivis, à tort ou à raison, des plus violentes méfiances. « Mademoiselle une telle est plus mal qu'avant son traitement !... l'orthopédie a tué mademoiselle une telle !... Haro sur l'orthopédie ! » Et le public, dans son injustice, confondait volontiers l'homme qui tue et l'homme qui sauve, la torture et le remède, le charlatan et le médecin.

C'est ainsi qu'il y a peu d'années, après avoir fait naître de nouvelles et trop brillantes espérances, et conquis pour un instant un nouveau lustre, l'orthopédie est tombée subitement dans un discrédit tel, que ses meilleurs partisans osèrent à peine en conseiller l'emploi.

Pourtant alors cet art semblait avoir fait de sérieux et réels progrès ; on eût dit, à le voir ainsi, qu'il touchait à la certitude même des sciences mathématiques, et qu'ayant découvert le pourquoi et le comment des difformités rachidiennes, il allait par une simple et rapide opération chirurgicale déjà connue, mais trop rarement employée, avoir désormais raison et de la cause et du mal. O décevantes illusions orthopédiques !

III.

Pourquoi ces vicissitudes ? parce que l'orthopédie, née d'hier, dont le nom même n'existait pas avant 1740, n'est pas encore assez avancée, pour constituer une science spéciale, encore moins pour réaliser les promesses pompeuses faites en son nom.

Longtemps bornée à l'application empirique de quelque grossier appareil ou à quelques vaines recettes de polypharmacie, elle est restée trop négligée du chirurgien pour rester le partage presque exclusif du bandagiste.

Les vraies causes de ces alternatives d'engoûment et d'abandon ne sont donc pas toujours, comme on pourrait le croire, dans l'insuffisance de l'art ni dans la gravité constante ou l'incurabilité absolue du mal. On doit le chercher le plus souvent dans les prétentions impossibles (parfois sincères d'ailleurs), dans les exagérations de ceux qui l'ont pratiquée ; ajoutons et dans les déceptions douloureuses que ces mêmes exagérations font naître dans l'esprit de ces pauvres infirmes, qui se persuadent si facilement que vous les allez guérir, comme si vous aviez la baguette de la fée. Hélas! «...C'est si peu de chose en apparence, une si légère déviation ; et si vous ne me rendez pas droite à ravir, c'est que vous ne le voudrez pas, mon cher Docteur ! » ....Et vous venez de la reconnaître incurable!

Quelques explications nous feront pénétrer plus avant dans ces mystères qui contiennent tant de déceptions et de douleurs.

IV.

C'est une chose pénible à dire et pourtant parfaitement vraie. On ne se doute pas du nombre considérable de jeunes filles dont la taille est irrégulière, ou comme on dit : dont la taille est *tournée*. Les mères seules le savent : encore faut-il une mère attentive aux moindres détails. Hélas ! La mère elle-même, elle est souvent la dernière à s'apercevoir que la taille de son enfant est déviée; ou bien elle aime à se tromper : « ce n'est rien, ma fille se tient mal ; » et la voilà qui dira à la pauvre enfant, sans cesse et partout, de la voix et du geste : « tenez-vous droite ; mais tenez-vous donc droite ! » Le seûl supplice qu'ait inventé l'amour maternel.

A différentes épcques cependant cette fréquence des déviations de la taille chez les femmes a été signalée par plus d'un écrivain. Et c'est ainsi que le célèbre auteur de l'*Antropographia*, Jean Riolan, le fidèle compagnon d'exil de Marie de Médicis, avait remarqué que la plupart des jeunes filles de la cour, dans la proportion de quatre-vingt-dix sur cent, c'est beaucoup, avaient l'épaule droite plus haute que l'autre. Moins indiscrets, les Riolan de nos jours ne l'écrivent peut-être pas, mais ils indiquent dans maints ouvrages d'anatomie, comme un état normal, l'existence de courbures latérales du rachis; n'est-ce pas reconnaître implicitement que la perfection n'est pas plus acquise à la taille de nos filles qu'à celle des jeunesses de 1620.

La tendresse et la douce vanité maternelle, l'amour-propre bien légitime des jeunes femmes, la terreur de se voir *marquée au B*, énergique expression qui apporte avec elle une certaine note d'infamie, tant de motifs enfin qui portent la femme à paraître belle et bien faite en dépit des condamnations de la nature, ont donné un grand crédit à certains petits moyens d'arranger, d'amoindrir et de dissimuler les imperfections de la taille. Il y en a cent; il y en a mille et qui croient tromper tous les yeux. Mais ils ne sauraient tromper cependant l'œil exercé du praticien ni l'œil impitoyable des femmes pour les autres femmes, et le regard de l'envie; en voilà un qui perce à travers tant de plis officieux, tant de crinolines complaisantes, tant d'artifices, hélas! en pure perte, puisqu'en fin de compte « rien n'est beau que le vrai, » rien n'est mieux fait qu'une femme bien faite sans artifice et sans art.

Ne vous fiez donc pas surtout à ces vains artifices, si vous êtes atteinte d'une véritable déviation, fût-elle à son début ; ils ne sont bons tout au plus, et encore ! qu'à sauver les apparences. Tout ingénieux qu'ils puissent être, ils ne réussiront jamais, croyez-nous, à effacer une hanche trop saillante, à relever une épaule déprimée, à replacer le buste dans son aplomb, et encore moins à vous rendre la taille souple et déliée, gracieuse enfin, ce qui veut dire parfaite.

V.

Les exemples de déviation de la taille sont nombreux, avons nous dit ; regardez en effet autour de vous, dans les assemblées publiques, dans les réunions de famille, dans les maisons consacrées à l'éducation des jeunes filles ; ne dirait-on pas (si l'on sait regarder), à l'aspect de ces tailles, courtes et massives, de ces dos bombés, de ces poitrines déprimées, de ces épaules irrégulièrement saillantes, de ces démarches raides et saccadées, que la taille déviée est la règle universelle, et que la taille régulière est l'exception.

Mais encore, est-ce le moindre inconvénient d'une déviation que la perte de la grâce et de la beauté des formes; et plus d'une jeune fille se consolerait volontiers d'une légère irrégularité, si cette imperfection pouvait être dissimulée et si l'âge en l'augmentant, ne devait pas la rendre visible à tous les yeux. Mais quoi ! la nature, livrée à elle-même, est une force agissante; le temps dégrade même les proportions divines, à plus forte raison, doit-il ajouter aux difformités des difformités nouvelles. C'est même une nécessité inhérente à ces sortes de lésions, que l'action incessante et inévitable des causes qui les ont produites, en amène fatalement l'aggravation. Une simple courbure en provoque inévitablement une ou plusieurs autres. Une légère flexion de la colonne vertébrale peut, avec le temps, revêtir les caractères de la véritable gibbosité, de cet état à tout jamais incurable, et qui traîne à sa suite la triste cohorte de déceptions, de chagrins, de misère et d'abandon pour la jeune fille, et tant de douleurs physiques et de dangers pour celle qui court les chances de la maternité.

D'où il suit qu'il ne faut jamais compter sur la guérison spontanée d'une déviation de la taille, quelque légère qu'elle soit ; que le temps et la croissance, au lieu d'être favorables comme on le pense à tort et comme on le dit généralement, grandissent le mal ; et qu'il est contraire aux lois de la prudence et du bon sens, de ne pas demander à l'art, dès le début de la maladie, les secours indispensables dont il peut disposer.

VI.

Nous avons dit plus haut et nous ne saurions trop le redire, que l'art est très-souvent désarmé en présence de certaines difformités de la taille, nous ajouterons : qu'un homme habile et prudent doit dire souvent d'une légère déviation, sur ce cri « ce n'est rien ! » la chose est grave au contraire, et je ne promets pas de réussir. Ceci dit, le praticien peut se mettre à l'œuvre en toute sûreté, et comme il agit en toute prudence, il arrive parfois que les prévisions mauvaises sont trompées et qu'il obtient une guérison complète de telle déviation, dont il avait désespéré tout d'abord. Promettre moins qu'il ne peut tenir, c'est l'œuvre excellente du sage médecin ; il ne se hâte pas de crier à son propre miracle ; il sait attendre, il n'improvise rien ; il ne donne rien au hasard, et quand enfin il lui est bien démontré que son art est impuissant, il s'arrête et dit à son malade, résignons-nous. En un mot, le véritable orthopédiste est aussi loin de ceux qui disent : « L'orthopédie est infaillible. » que de ceux qui s'écrient : « L'orthopédie est un mensonge absolu ! »

S'il ne croit pas à l'infaillibilité de son art, il croit encore moins à son impuissance radicale ; il sait que si les moyens orthopédiques sont conseillés par les uns, lors même qu'ils ne sauraient plus être utiles, sont rejetés aveuglément par les autres, dans les cas précisément où ils pourraient être efficaces, cela tient à ce qu'on manque généralement d'idées nettes et sur la valeur réelle des moyens, et sur la nature de la maladie et sur ses véritables indications.

VII.

Que voyons-nous en effet tous les jours ? Une mère attentive et prudente s'aperçoit peu à peu que sa fille affecte habituellement un maintien bizarre. Elle s'appuie toujours étant debout, sur la même jambe ; elle porte la tête en avant, ou bien elle l'incline presque constamment vers la même épaule ; elle avance une hanche et se cambre avec force ; elle arrondit son dos ; elle ne saurait rester quelques instants debout sans chercher un point d'appui sur le premier meuble qui sera à sa portée ; enfin elle ne pourrait écrire, dessiner, broder, sans être à demi penchée sur son ouvrage. « O l'indolente fille qui ne peut pas rester assise à une table, sans y mettre les deux coudes, » s'écrie d'abord la mère.

Mais cette mère que nous avons dit attentive et prudente ne tarde pas à s'apercevoir, grâce à la persistance de ces symptômes, qu'il se passe chez sa fille quelque chose d'inaccoutumé, et que là est la cause de ces attitudes irrégulières qu'elle n'avait pas assez remarquées jusqu'ici. Aussitôt voilà une femme qui s'inquiète ; elle regarde ! elle étudie ! elle interroge ! Elle s'enquiert auprès de sa famille, auprès des autres mères, des causes possibles de ce changement ; et chacun s'empresse, comme c'est l'usage, de donner ses explications, ses commentaires et ses doctes conseils : n'est-ce pas toujours ainsi en médecine ? Frédéric II demandait un jour à Bordeu, s'il ne serait pas possible de se passer de médecin. » Oui sire, à condition que vous nous délivrerez des consultations de bonne femme. »

Le conseil de bonne femme ! il n'y a rien de plus terrible et de plus dangereux que ces sortes de consultations. — « Votre fille grandit ; votre fille devient nubile ; ce n'est rien ! Tenez, moi qui vous parle, jusqu'à vingt ans, on disait que je deviendrais bossue; et voyez comme je suis faite! » disant ces mots, la dame consultante montre un dos vouté qui n'a rien de rassurant.

Mais l'esprit humain aime tant à se reposer sur le doute, que la mère inquiète un instant se rassure par les discours de ses bonnes amies. Elle est bientôt persuadée que si sa fille se tient mal, c'est qu'elle est étourdie, nonchalante; c'est qu'elle se plaît à prendre, par esprit de contradiction, ces attitudes nuisibles. Et pour venir à bout de cette obstinée, elle a recours aux avertissements sans cesse répétés, aux reproches, à la punition ; mais c'est en vain. L'enfant mal menée ou châtiée parvient-elle à se redresser un instant avec effort? il y a en elle une force intime qui la rétablit aussitôt dans sa position vicieuse : à cette force, il faut obéir. La mère en est pour ses punitions... la fille aussi.

A coup sûr, un enfant bien portant ne prend pas sans motifs ces gênantes attitudes. Quel intérêt aurait-il à braver les reproches et les punitions de sa mère? s'il ne se tient pas bien le pauvre enfant c'est qu'il ne le peut pas! Donc, au lieu de s'en prendre à lui, examinez son dos; mais que cet examen soit une étude : et vous ne tarderez pas à trouver le mot de l'énigme dans la présence d'une ou de plusieurs courbures naissantes.

VIII.

Après tant d'espérances, de nombreuses hésitations, cette mère au désespoir finit par comprendre le danger; et maintenant elle appelle la médecine à son aide.

Or, voici d'après les mille exemples qui nous ont été rapportés, le résultat ordinaire de cette première visite, faite trop souvent avec une légèreté que semble excuser le peu de gravité apparente du mal : « Soyez sans in-
» quiétude, votre fille n'a rien; ne faites rien;
» surtout pas de corset; » ou bien « votre
» enfant a une légère déviation dont elle
» guérira en grandissant. » Ou bien encore,
» c'est peu de chose... attendez... placez
» l'enfant dans de bonnes conditions hy-
» giéniques; mettez-la à l'usage des amers;
» faites-lui faire surtout de la gymnasti-
» que. Ces moyens, en fortifiant sa consti-
» tution et en rendant aux muscles *plus*

» *faibles* l'énergie et la force qui leur man-
» quent, feront sûrement disparaître, à
» l'aide du temps, la déviation avec toutes
» ses conséquences. » Ainsi parle trop souvent le médecin consulté. Autant de mots autant d'erreurs.

Pour ce qui concerne la gymnastique, par exemple, s'il y a déviation du rachis, l'action de la gymnastique ne pouvant jamais être ni continue, ni prolongée, ni limitée à tels ou tels muscles, les effets favorables qu'on s'en promet, ne sauraient être obtenus. C'est également en vain qu'elle voudrait neutraliser l'influence du poids des parties supérieures sur la colonne vertébrale; aussi la colonne vertébrale restera déviée. Et comme, loin d'interdire les contractions musculaires et leurs effets sur les vertèbres compromises, la gymnastique a pour but au contraire de les exciter, non seulement le mal ne disparaîtra pas, mais il devra augmenter, en raison directe de la fréquence, de la durée et de l'énergie des actes gymnastiques.

Au contraire, si le médecin éclairé par

l'expérience, est pénétré des vérités que nous rappelons ici, il se gardera bien de conseiller la gymnastique qu'il réservera (avec la certitude, cette fois, de bons résultats), pour les enfants faibles et tardifs, mais sans déviation de l'épine. Loin de songer à ces mouvements violents, il couchera d'abord son malade sur le plan incliné, où il le laissera reposer pendant quatre ou cinq heures chaque jour. Certes, ce moyen orthopédique, si cher aux médecins anglais, est bien simple et bien inoffensif, mais au moins c'est un moyen rationnel, en ce qu'il suspend, pour un temps plus ou moins long, l'action de deux causes importantes de déviation, le poids des organes et l'action des muscles.

Que si le mal lui semble assez sérieux pour confier le malade à l'orthopédie, ici plusieurs procédés se présentent : 1° le *décubitus* horizontal prolongé et combiné avec l'emploi des machines à extension, à flexion, à pression ; 2° l'emploi des appareils portatifs à sustentation, à pression, à inclinaison ; 3° la section souscutanée des tendons ou des muscles.

En supposant, comme nous l'avons fait jusqu'ici, un cas simple, une déviation à son début, il est hors de doute que l'on n'ira pas donner la préférence à l'opération de la ténotomie, ni surtout au lit à extension, qui est un moyen essentiellement débilitant, et applicable seulement aux cas graves dans lesquels la station et la marche sont impossibles ou dangereuses. Il restera donc les béquilles, les corsets et les diverses ceintures proposés depuis ces vingt dernières années ; car, si ce n'est la Minerve de Levacher, modifiée à plusieurs reprises et qu'on emploie quelquefois par exception, tous les autres appareils portatifs, mis en usage avant cette époque, sont plongés dans l'oubli d'où ils ne sortiront pas.

Or, de toutes ces machines (une seule exceptée, qui a servi de modèle à toutes les autres), aucune n'a été jugée digne de fixer l'attention des corps savants, n'a subi le contrôle de l'expérience; ou bien, celles qu'on a soumises à cette épreuve ont été, tantôt rejetées au premier examen, tantôt reconnues comme le produit de ce honteux et infécond plagiat qui, toujours ingénieux à se dissimuler, n'a jamais rien su imaginer, pas même une seule modification utile.

IX.

Ce sera donc nécessairement sur la *ceinture à levier* que le médecin devra fixer son choix ; 1° parce que c'est l'instrument le plus simple, celui dont on peut le mieux calculer les effets, prévoir et prévenir les inconvénients; 2° parce que son mode d'action est basé, non pas sur l'emploi des forces aveugles mises en jeu dans les autres machines, mais bien sur des actes physiologiques, sur l'action des forces vives de l'organisme; 3° parce qu'impuissant à nuire (dans de bonnes conditions d'application), il agit promptement et sûrement, ainsi que l'a reconnu l'Académie de médecine; 4° parce que son usage, exempt d'inconvénient, peut être prolongé après le redressement et dans un but de consolidation; 5° parce que, pouvant être dissimulé sous les vêtements, il permet le secret; 6° enfin parce qu'il a fait et fait tous les jours ses preuves.

Pour justifier la préférence que le praticien doit accorder à la ceinture à Levier, rappelons ici par occasion ce que nous avons dit ailleurs [1] sur le mécanisme et le mode d'action de cet appareil, dont nous donnons plus loin la figure (voir pages 46 et 47).

X.

Cet appareil fort simple, comme on peut le voir fig. 2, se compose principalement, 1o d'une large ceinture embrassant le bassin, sans *le comprimer*, ce qui n'est jamais nécessaire ; 2o d'un busc ou levier qui s'y adapte à la partie postérieure ; 3o d'un sous-cuisse qui en assure la fixité ; 4o d'une large courroie qui, bouclée en avant à la ceinture, remonte obliquement en passant sur la partie la plus saillante des côtes, vis-à-vis le centre de la courbure dorsale, vient se fixer solidement au levier qui doit être plus ou moins incliné suivant la nature ou le degré de la déviation.

Cette courroie est disposée de telle sorte qu'elle ne peut être fixée que si la personne s'est préalablement inclinée du côté opposé; or, dans cette position qui entraînerait néces-

(1) Notice sur le traitement des déviations de la taille au moyen de la ceinture à levier. Paris 1844.

sairement la chute de la personne, un mouvement en sens contraire devient indispensable pour ramener l'équilibre. Par ce mouvement que peut seule exécuter la partie de la colonne qui est située au-dessus de la courroie, le segment supérieur de l'arc que représente l'épine déviée, se trouve nécessairement ramené dans l'axe vertical.

C'est donc par la combinaison de deux actions, celle-ci mécanique et produite par l'appareil, celle-là toute physiologique et résultant du jeu des muscles, que la méthode d'inclinaison agit sur l'épine déviée; en d'autres termes, c'est en obtenant un effet opposé à celui qu'on veut détruire, c'est par l'intervention des mêmes forces, des mêmes causes immédiates, mais agissant en sens contraire et en vue de la guérison, que cet appareil redresse la colonne vertébrale déviée. Il n'est donc pas la cause unique, immédiate du redressement; ce n'est qu'un agent propre à transformer les causes physiques et physiologiques de la déviation en causes de redressement; à aider, en un mot, la nature à remédier elle-même au mal qu'elle a fait. Tel est le principe, tels sont les effets les plus ordinaires de la ceinture à levier; on comprend combien d'indications nouvelles et diverses doivent présenter les innombrables variétés de courbures de l'épine dont nous ne trouverions pas deux exemples identiques dans les six ou sept cents plâtres que nous avons en notre possession. On comprend aussi que pour répondre à ces indications si différentes, cet appareil, tel qu'il a été inventé, était tout-à-fait insuffisant, et qu'il fallait lui faire subir bien des modifications. C'est à cela surtout que nous nous sommes constamment appliqué sans avoir dévié une seule fois de ce grand principe, que moins une machine est compliquée, ses effets restant les mêmes, plus elle approche de la perfection.

Nous avons ajouté à l'instrument primitif, plusieurs pièces mobiles dont nous donnerons ailleurs la description, et qui ont pour but de rendre plus stable la ceinture qui sert de base à tout l'appareil; de régulariser et d'augmenter l'effet des courroies sans rendre leur action plus douloureuse ; enfin de soustraire le ventre et la poitrine à des constrictions inutiles ou dangereuses, et de diriger, de localiser certaines pressions autrefois impossibles quoiqu'indiquées.

XI.

Voilà donc sans contredit le moyen que devra préférer tout prudent médecin ; mais il ne suffit pas de posséder l'appareil, il faut pouvoir s'en servir, or, c'est ici que de nouvelles difficultés vont surgir. Disons comment les choses se passent ordinairement au grand détriment de la science, du malade et du médecin.

Ou l'homme de l'art consulté est familiarisé avec les manœuvres chirurgicales et parfaitement apte, par conséquent, à diriger un traitement de cette nature ; ou bien c'est un de nos savants professeurs livré aux spéculations de la science, à l'enseignement, à la pratique exclusivement médicale ; ou enfin, c'est un de ces hommes de labeur et de dévouement dont le client exploite, plus qu'il ne paye, le talent et la bonne volonté et qui exercent à la fois toutes les branches de la thérapeutique. Parmi ces médecins, recommandables à tant de titres, le premier, absorbé par les exigences d'une nombreuse et productive clientèle et qui trouve à peine le temps d'y suffire, ne s'astreindra certainement pas à faire ou à diriger lui-même chaque jour l'application d'un appareil aussi simple ; à entreprendre un traitement qui ne saurait lui promettre ces résultats éclatants auxquels il est habitué, dont la science s'émeut et qui retentissent dans le monde ; il se gardera bien surtout, et il aura raison, de courir, pour si peu, les chances d'un insuccès toujours possible et souvent compromettant pour une grande réputation.

Le second médecin, l'homme de science se récusera pour les mêmes motifs, et, comme étant peu propre par ses études et ses occupations ordinaires, à toute opération manuelle.

Quant au praticien pur, s'il est jeune, et s'il obéit à une clientelle naissante, il acceptera volontiers la tâche, soit par goût, soit par le désir d'entrer dans une nouvelle voie d'études, soit plus souvent par le fait de cette impérieuse nécessité, *dura lex*, qui nous étreint tous à nos débuts et qui dirige plus ou moins mal nos premiers pas dans la carrière. Mais celui-ci même ne tardera pas à renoncer à cette entreprise, qui exige des connaissances spéciales, (incomplètement enseignées), sur l'organisation et le jeu des appareils mécaniques, sur les modifications fréquentes qu'elles exigent, par suite de leurs effets même ou de leur dérangement, enfin, sur ces mille petites manœuvres qui ont pour but d'éviter une gêne, de prévenir ou d'apaiser une douleur, de mieux préciser leur action, d'arriver en un mot au meilleur résultat *tutò citò et jucundé*, comme disaient les anciens chirurgiens.

Chacun d'eux par des motifs différents, sera donc amené à la même détermination, à la même conséquence, c'est-à-dire, qu'après avoir reconnu la nécessité du traitement orthopédique, après avoir prescrit les moyens diététiques et pharmaceutiques propres à favoriser ses effets, chacun d'eux, disons-nous, se bornera, soit à adresser le malade à celui de ses confrères pratiquant l'orthopédie, qui lui offrira le plus de garanties de probité et d'aptitude, soit à ordonner..... une ceinture à levier, et à donner l'adresse d'un fabricant.

Heureuse de connaître enfin le moyen de salut tant désiré, la mère s'empresse d'aller commander l'appareil, avec d'autant plus de confiance qu'elle s'est persuadée (c'est si bon de croire à la réalité de ce qu'on désire), que l'appareil est le dernier mot du traitement, et qu'elle n'aura plus désormais qu'à l'appliquer scrupuleusement chaque matin pour obtenir bientôt des résultats merveilleux.

Un peu de réflexion, un éclair de bon sens aurait facilement raison de cette erreur; mais le bon sens est chose si fragile chez certains esprits, qu'il suffit du plus mince intérêt, de la moindre passion pour l'étouffer et donner accueil au plus absurde préjugé.

Arrêtons-nous donc un instant sur celui-ci, puisqu'il est si commun que nous sommes obligés de le combattre chaque jour.

Tout appareil orthopédique a nécessairement pour but, et c'est sa raison d'être, de modifier l'état physique des parties sur lesquelles on l'applique; or si vous admettez que celui dont vous faites usage est capable d'exercer une action réelle, les parties qui y seront soumises vont donc subir plus ou moins promptement un changement quelconque soit en bien, soit en mal ; de nouvelles indications vont donc se présenter, et pour y répondre, il faudra nécessairement apporter des modifications dans l'appareil lui-même. Ce qui était bien hier sera insuffisant ou nuisible demain ; et si vous ne savez pas reconnaître ces diverses indications et y obéir, les résultats, au lieu d'être heureux comme vous vous y attendiez, seront nuls ; plus encore, ils seront fâcheux et sans remède. La faute n'en sera pas au moyen, mais à l'usage qu'on en aura fait.

Ah ! si au lieu d'une machine vraiment puissante, comme la *ceinture à levier,* dont il faut constamment surveiller les effets, vous voulez employer ces appareils vulgaires en beau maroquin rouge, qui décorent les vitrines de nos fabricants, et qui font regretter aux passants de n'avoir pas quelque petite difformité à leur offrir tant ils sont jolis; s'il s'agit de quelqu'nne de ces *ceintures à tuteurs* élégantes et légères, si souples que le doigt d'un enfant les ferait fléchir, ou bien encore de ces appareils à plaques mobiles, destinés à comprimer des épaules qu'elles respectent trop pour s'en approcher jamais, vous n'avez rien à craindre; faites-en usage les yeux fermés, il n'en sera ni plus ni moins, la peau n'en sera pas effleurée; mais aussi les chances de guérison diminueront chaque jour en raison des progrès incessants de la difformité.

Cela dit, supposons à présent que sagement docile aux conseils salutaires d'un habile médecin, la mère s'est munie de l'appareil indiqué et possède assez de bon sens pour comprendre qu'il s'agit ici d'un traitement sérieux, dont cet appareil est l'instrument aveugle qui attend une main intelligente et exercée. La ceinture faite, elle sera essayée la première fois sous les yeux du médecin, mais elle va désormais être appliquée sans lui. Il est vrai que le bandagiste sera sensé agir sous l'inspiration de l'homme de l'art; loin de là le bandagiste va rester le maître absolu du traitement, car le médecin bientôt las du rôle secondaire auquel il sera contraint auprès de ce *Deus ex machinâ* et aussi pour les causes déduites plus haut, ne tardera pas à se retirer volontairement.

Si, au contraire, se jugeant plus apte qu'un ouvrier, tout habile qu'on le suppose, à diriger le traitement, et soumettant la machine et son action à une critique intelligente et éclairée par la pratique, il indique des modifications dans l'appareil, ses prescriptions, soyez-en sûr, seront suivies.... quand elles seront d'accord avec les théories de l'*artiste;* car, à quelques honorables exceptions près, tout bandagiste, dès qu'il a posé le bout du doigt sur le corps humain, se déclare sur son enseigne, *M*[r] *Orthopédiste,* ce qui veut dire *médecin* ou *mécanicien* orthopédiste, au choix et suivant le degré d'intelligence du client; il ouvre un cabinet de consultation, prend l'habit plus ou moins noir, et appelle le médecin son *confrère* (nous en avons connu). Aussi fera-t-il si bien que le *confrère « qui n'entend rien en mécanique »* sera bientôt évincé aux risques et périls du patient.

XII.

Autres abus non moins fréquents.

Le médecin consulté aura reconnu la nécessité de *faire quelque chose*, et, soit qu'il attache peu d'importance au cas qu'il a sous les yeux, soit qu'il ait peu de confiance dans les procédés orthopédiques, ou qu'il n'ait pas d'idées bien arrêtées sur la valeur de ces divers procédés, il conseillera d'abord les exercices gymnastiques, puis l'acquisition *d'un corset*, s'en rapportant pour l'exécution aux personnes du métier; ce sont ordinairement des femmes, plus ou moins brevetées des cours étrangères. *Dieu et mon droit*, telle est leur devise.

Ici l'embarras du choix sera extrême pour les parents; car il n'y a peut-être pas une faiseuse de corset qui n'ait *ses idées*, son procédé orthopédique, pas de directeur ni de directrice de gymnase qui n'ait aussi sa théorie, son cabinet de consultation, son corset et ses moyens de guérison toujours beaucoup plus certains et moins dangereux que ceux de tous ces *docteurs* qui torturent la jeunesse ; sans compter les maîtres d'armes, les professeurs de danse dans leurs *académies*, et les dames *professeures* de maintien, et les somnambules lucides, qui se mêlent aussi d'orthopédie, toujours, bien entendu, d'une manière triomphante ; car, dans ce siècle de diffusion des lumières, il n'est pas, après la médecine toutefois, de science plus *facile* et plus généralement pratiquée que l'orthopédie.

Cependant, le choix du moyen étant fait, voilà la jeune fille soumise tantôt aux exercices violents, banales, peu rationnels, médicament parlant, de l'*ancienne orthopédie*, tantôt aux poses et mouvements plus ou moins académiques ou chorégraphiques de *l'orthopédie nouvelle*, dont la *gymnastique médicale*, la *méthode naturelle*, la *callisténie*, *l'orthocallisténie*, la *somatopotie*, etc. etc., sont des variétés.

La malheureuse enfant, que je la plains ! soumise à ces empiriques, elle souffre, elle obéit en silence et comme ma sœur Anne, elle ne voit rien venir. Pendant ce temps, l'heure s'écoule; et la voilà échappée à tout jamais cette *occasio præceps* du divin vieillard, cette opportunité enfin sans laquelle il n'y a qu'insuccès en toute chose, en médecine surtout.

Savez-vous cependant ce que disent ces faiseurs de miracles, quand vous leur faites toucher du doigt l'inanité de leurs procédés ? Convenez, disent-ils, que du moins nous ne saurions nuire. Ils se trompent, car c'est faire du mal que d'être un obstacle au bien, surtout quand l'occasion de faire le bien est fugitive.

Ainsi, voilà une jeune personne abandonnée aux mains des artisans, qui ne sont pas des artistes, comme disait Winslow: voilà un bandagiste ou une faiseuse de corsets qui, sans mission, sans instruction aucune, va devenir l'arbitre d'un traitement souvent très difficile, même pour un médecin instruit, d'un traitement qui va peut-être décider du sort d'une jeune fille et sur lequel toute une famille a fondé ses espérances. « Pourquoi pas, dira-t-il; n'aura-t-on pas toujours la ressource de l'orthopédie. « Non, répondra celle-ci ; l'heure est passée ; je ne puis plus rien. »

XIII.

Et cette histoire lamentable de l'art et du droit de guérir, de l'usage et de l'abus restera l'histoire universelle, jusqu'au jour où la loi sur l'enseignement et l'exercice de la médecine si souvent implorée, si longtemps promise, rédigée, discutée, puis retirée aussitôt que rendue, interdira la pratique de notre art à quiconque n'en aura pas acquis le droit par des épreuves. Alors enfin, la loi renverra la corsetière à son atelier et le bandagiste à son étau. Revenus à des idées plus justes sur la nature de leur profession, ils pourront faire alors de l'orthopédie, mais de l'orthopédie utile et honorable, en fabriquant avec conscience des corsets et des appareils que le médecin aura seul le droit de prescrire et d'appliquer. *Cuique suum.* A toi l'aiguille ! A moi la lancette !

Alors aussi, les chirurgiens plus disposés et plus intéressés à s'occuper sérieusement de l'application des machines au traitement des maladies du système osseux reprendront la place qui leur revient auprès de leurs anciens émules, et donneront à cette pauvre orthopédie, si déchue qu'elle est tombée en quenouille, le lustre qui convient à l'une des branches les plus importantes de la chirurgie.

Quant à nous qui estimons notre art et notre profession, en raison même des difficultés qu'ils présentent, du bien qu'ils peuvent faire et des espérances de progrès qu'ils nous donnent, nous ne serons satisfaits que le jour où nous les verrons débarrassés une bonne fois des erreurs et des abus qui en ont jusqu'à présent déshonoré l'exercice.

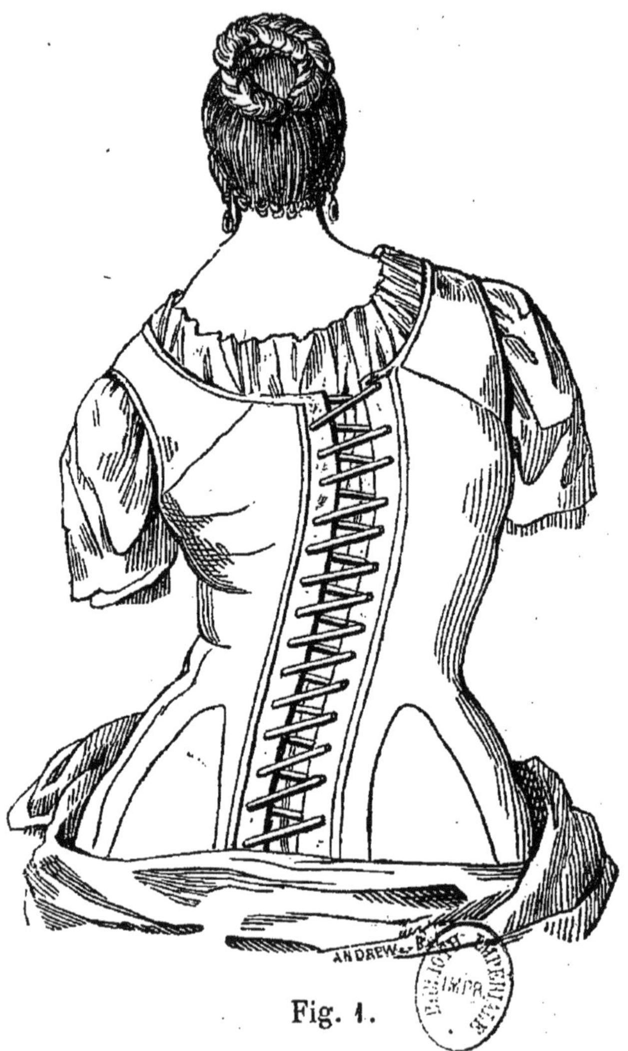

Fig. 1.

Déviation latérale de la colonne vertébrale avant l'application de la *ceinture à levier* (voir la fig. 2).

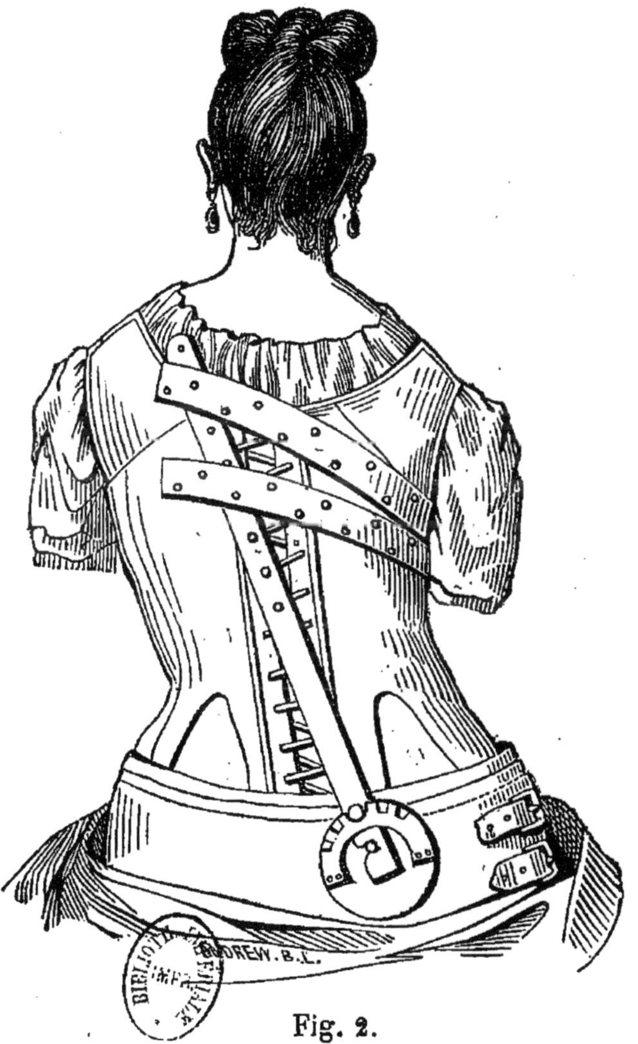

Fig. 2.

La même déviation sous l'influence (exagérée à dessein) de la *ceinture à levier.*

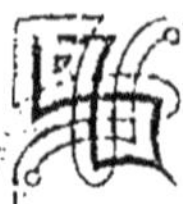
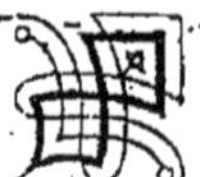

OUVRAGES DU MÊME AUTEUR

MANUEL DE CLINIQUE CHIRURGICALE *à l'usage des étudiants et des praticiens,* contenant : la manière d'observer en chirurgie, un exposé des signes diagnostiques des maladies chirurgicales, et un sommaire des indications curatives,

Par A. TAVERNIER, docteur en médecine de la Faculté de Paris, ancien chirurgien au 3e régiment d'artillerie de marine, ex-secrétaire général de l'Athénée de médecine de Paris, membre correspondant de la Société impériale et royale de Médecine de Vienne et de la Faculté centrale de la Colombie, directeur de l'Institut Orthopédique spécial de Passy. *Deuxième édition revue et corrigée.* Paris, chez Labbé, libraire, Place de l'École-de-Médecine.

MANUEL DE THÉRAPEUTIQUE CHIRURGICALE OU PRÉCIS DE MÉDECINE OPÉRATOIRE, contenant : le traitement des maladies chirurgicales, la description des procédés opératoires, des bandages et des appareils, et l'anatomie de quelques unes des régions sur lesquelles se pratiquent les principales opérations.

Ouvrage servant de complément au Manuel de clinique chirurgicale. Par le même. 2 vol. grand-18. Paris, 1828.

SUPPLÉMENT AU NOUVEAU DICTIONNAIRE DE MÉDECINE, CHIRURGIE, PHARMACIE, PHYSIQUE, CHIMIE, HISTOIRE NATURELLE, etc., contenant, outre tous les termes nouvellement adoptés en médecine et dans les autres sciences naturelles, un grand nombre d'autres qui ont été omis dans ce dictionnaire, ou qui ont paru comporter plus de développement, avec l'étymologie de chacun d'eux et l'histoire concise des diverses matières qui s'y rapportent. Par le même. Paris, 1832, in-8°. Chez Lelarge, libraire-éditeur, rue de Sorbonne, 12.

QUELQUES CONSIDÉRATIONS SUR L'AMNESIE. Paris, 1825.

MÉMOIRE SUR LA PROPRIÉTÉ PURGATIVE DE L'HUILE DE CROTON-TIGLIUM. Par le même. Paris, 1826. In-8°.

NOTICE SUR LE TRAITEMENT DES DIFFORMITÉS DE LA TAILLE AU MOYEN DE LA CEINTURE A INCLINAISON. Paris, 1844.

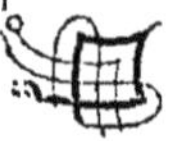

SÈVRES. — Imprimerie-librairie de M. CERF.

www.ingramcontent.com/pod-product-compliance
Ingram Content Group UK Ltd.
Pitfield, Milton Keynes, MK11 3LW, UK
UKHW022140170726
13837UKWH00004B/1685

9 782329 157733